AF475464

DISCOURS.

DISCOURS

PRONONCÉ

A L'ASSEMBLÉE

DE

LA SOCIÉTÉ ACADÉMIQUE,

PAR JAC. AND. MILLOT,

LE 17 SEPTEMBRE 1809.

PARIS (1809).

PROCÉDÉS

QUI PEUVENT FAIRE ÉVITER

LES AFFECTIONS MORBIFIQUES DE LA POITRINE.

L'HABILLEMENT du premier âge contribue plus qu'on ne le croit à la bonne ou à la mauvaise santé de l'homme ; tout ce qui comprime le corps ou les membres d'un nouveau-né, gêne la circulation ; cette gêne devient par la suite un principe de maladie ou de difformité, en faisant refluer dans l'intérieur les sucs nutritifs qui doivent se porter à l'extérieur, et en s'opposant aux sécrétions naturelles de ces parties. Mais les compressions sur la poitrine ont bien une autre conséquence, puisqu'elles empêchent le développement des lobes du poumon, si nécessaire à la longévité de la créature.

Le poumon, resserré dans la capacité de sa cage osseuse trop étroite, ne peut plus s'étendre que par sa partie inférieure, en repoussant le diaphragme dans l'*abdomen*.

Ce prolongement des lobes du poumon empêche l'air de circuler librement dans sa partie basse. Les fluides que reçoivent ces lobes se détériorent à la longue par le défaut de renouvellement d'air, par une circulation trop lente, et par un déplacement trop tardif qui produit la *cacochylie*, laquelle à son tour occasionne l'affection de la poitrine la plus dangereuse, que nous considérons comme un *scorbut local* qui, après plusieurs années, pervertit non seulement les fluides lymphatiques qui se portent à la partie inférieure du poumon, mais qui par suite encore détruit la substance même de ce viscère, et la faisant tomber en suppuration, convertit une affection morbifique en une maladie mortelle.

Les affections morbifiques de la poitrine sont de plusieurs espèces, savoir, *primitives* et *accidentelles*.

Leurs causes sont aussi de diverses espèces, savoir, *prédisposantes* et *déterminantes*.

Les prédisposantes qui sont la source des affections primitives, sont :

1° La mauvaise conformation de la cage du poumon produite par le défaut de développement de sa partie supérieure, qui empêche les lobes du poumon d'attirer un volume d'air suffisant pour la bonne santé.

2° L'affection scorbutique dont nous venons de donner une idée, qui se forme à la longue par le défaut de renouvellement assez fréquent de l'air dans la partie basse des lobes du poumon, et par l'absence d'une quantité suffisante d'oxigène.

Les causes déterminantes et accidentelles peuvent être la suppression d'une évacuation périodique ou habituelle; elles peuvent aussi provenir de la répercussion de quelque maladie de la peau, d'une *rougeole boutonneuse*, d'une *fièvre scarlatine*, ou d'une *miliaire*, mal soignées.

Quoique cette maladie ne moissonne pas, en *France*, un aussi grand nombre de victimes qu'en *Angleterre*, elle ne laisse pas d'être trop fréquente, pour n'en pas rechercher les causes et les moyens de la prévenir, puisqu'elle est incurable quand elle est parvenue à un certain point.

La vicieuse et très-nuisible conformation de la cage du poumon provient 1° de ce que, dans les premiers mois de la vie, on a trop souvent couché l'enfant sur le dos : cette position favorise l'extension de la poitrine sur les côtés, et ne la porte nullement en avant; 2°. de ce que l'on ne maintient pas le ventre de l'enfant dans son état naturel, par une bande faite exprès et différente de celle que l'on emploie, pendant les premiers jours, pour le nombril.

En empêchant le ventre de se porter trop en avant, non seulement on conserve la bonne conformation corporelle que l'enfant apporte au monde, mais on contient tous les viscères dans leurs places naturelles, lesquels, à leur tour, soutiennent la voûte du diaphragme qui, diminuant la profondeur de la poitrine, la fait bomber et se porter en avant, tandis que le contraire arrive par le mauvais et habituel usage d'attacher les langes sur la poitrine, en laissant le ventre sans aucun soutien : aussi voyons-nous beaucoup d'enfans dont le volume du ventre excède trois fois celui de la poitrine.

Cette conformation contre nature abrège de beaucoup la durée de la vie, parce que le ventre s'engorge par le relâchement dans lequel on l'abandonne;

si on le soutenait, les muscles abdominaux conserveraient le ressort nécessaire à la bonne conformation, et on maintiendrait le bombement de la poitrine si nécessaire à la longévité.

3º Enfin la mauvaise conformation de la cage du poumon, provient encore de ce que l'on a laissé trop long-temps de suite l'enfant dans le même air; car l'observation nous démontre que dans une atmosphère sereine qui dure long-temps, l'élasticité de l'air est affaiblie; que, par cela seul, il est moins propre à produire une bonne dilatation de la poitrine; et qu'après avoir fait languir les sécrétions du poumon, la sérosité superflue qui devrait être expulsée par l'expiration, s'accumule dans le poumon, tuméfie sa substance et la rend œdémateuse.

L'organe de la respiration, une fois affaibli, acquiert facilement les maladies qui tirent leur origine du relâchement, telles que le scorbut; et ces maladies agissent avec d'autant plus d'activité sur la jeunesse, qu'elle abonde encore en humeurs séreuses souvent pituiteuses, et que la faiblesse des bronches ou vaisseaux dans lesquels l'air doit circuler, ne peut résister à la raréfaction de cet air trop long-temps retenu dans le poumon : de-là naissent la *coqueluche*, les *rhumes catarrheux*, l'*asthme suffoquant* et le *croup*.

Nous ne pouvons, comme les *Anglais*, rejeter la cause des affections morbifiques du poumon sur les vapeurs du charbon de terre, ni sur la surcharge de notre atmosphère, qui est infiniment plus salubre que celle dont ce peuple jouit : nous ne pouvons en trouver d'autres causes que celles que nous venons de déduire.

PREUVES DE NOTRE ASSERTION.

On n'a jamais trouvé l'affection mortelle du poumon, comme *maladie primitive*, chez les sujets dont la poitrine était bombée et portée en avant, tandis que, au contraire, elle s'est toujours rencontrée plus ou moins tôt, comme *maladie primitive*, chez les individus dont la poitrine était plate et serrée à sa partie supérieure. On peut prédire, sans crainte de se tromper souvent, que telle personne qui a la poitrine plate, quoiqu'évasée sur les côtés, sera atteinte de l'affection mortelle de la poitrine, comme *maladie primitive.*

Cette maladie n'est héréditaire qu'autant qu'elle est l'effet d'un vice généralement répandu dans les fluides de la mère, puisqu'il est prouvé que toutes les maladies dont ses fluides sont affectés passent à ses enfans; mais cette maladie n'est point héréditaire lorsqu'elle n'est acquise que par la mauvaise conformation de la cage du poumon, à moins que l'on ne transmette cette mauvaise conformation à ses enfans : car nous connaissons des enfans de mères mortes de cette maladie, peu après leur accouchement, qui, quoique nés faibles, se sont fortifiés par une éducation corporelle bien soignée, et sont parvenus à une bonne santé avec une poitrine forte et bombée.

Si la chose ne se passait pas comme nous le croyons, verrions-nous naître sains et bien portans les enfans de femmes atteintes de cette maladie? s'éleveraient-ils sans accidens qui l'annonceraient? jouiraient-ils d'une santé assez bonne pour que la nature perfectionnât l'organisation dans l'un et l'autre sexe au point de les rendre aptes à la génération?

Nous ne pouvons nous persuader que cette maladie soit héréditaire, parce que nous connaissons des pères et des mères bien constitués, jouissant, à plus de soixante ans qu'ils ont actuellement, d'une santé parfaite, ainsi que la remueuse de leurs enfans, et cependant avoir perdu par la pulmonie une fille à dix-huit ans et un garçon à vingt-deux, sur quatre enfans, quoique tous quatre allaités par leur mère : *où ces enfans ont-ils pris le principe de leur pulmonie, si ce n'est dans leur berceau couchés sur le dos?*

Nous ne pouvons croire que cette maladie soit héréditaire sans la mauvaise conformation de la cage du poumon, parce que dans des familles un peu nombreuses, nous avons vu périr, de cette maladie, plusieurs enfans élevés par différentes nourrices qui sont parvenues à un âge très-avancé, ainsi que les pères et les mères de ces enfans, tandis que les autres n'ont jamais donné la plus légère inquiétude sur cette maladie.

On dit encore, et plusieurs personnes le croient, que cette maladie est contagieuse. Voyons si nous pouvons raisonnablement le croire aussi.

Qu'est-ce que contagion?

La contagion est une qualité qu'une maladie a par elle-même, de passer d'un sujet qui en est affecté, à un sujet qui ne l'est pas, et d'y produire une maladie du même genre et de la même espèce, sans un contact immédiat : ou, si l'on veut, la contagion est un genre d'inoculation en vertu de laquelle un miasme morbifique, transporté par le contact d'un corps à un autre, se reproduit.

D'après ces définitions, il est évident que la maladie qui nous occupe n'est point contagieuse; car si elle l'était, elle deviendrait infailliblement épidémique dans un pays, dès qu'il y aurait une personne affectée de cette maladie : à plus forte raison le serait-elle dans celui où réside un assez grand nombre de ces malades. Nous pouvons donc conclure que l'affection mortelle du poumon n'est point contagieuse.

Examinons maintenant si cette maladie se communique par un contact immédiat.

Cette maladie ne se communique point par un contact immédiat, lorsqu'elle ne rencontre pas des *prédispositions* favorables à sa formation; car qui pourrait être dans le cas de la gagner plus facilement qu'un mari, de sa femme, et réciproquement qu'une femme, de son mari? Nous voyons cependant des époux de l'un et de l'autre sexe survivre très-longuement à la perte de celui qui a succombé par cette maladie, et parvenir à la vieillesse : il y a donc lieu de croire que cette maladie ne se communique pas ; et nous sommes bien persuadé que celui qui la gagne avait une des causes *prédisposantes*, et qu'il était bien près d'en être atteint, s'il ne l'était déjà; car enfin il ne suffit pas que le miasme d'une maladie quelconque soit transporté à un individu pour qu'il produise la maladie dont il est le germe, il faut encore qu'il se trouve, dans le sujet soumis à son influence, une disposition favorable au développement de ce germe; dispositions sans laquelle le sujet n'éprouvera nulle atteinte de la maladie que porte ce germe.

Ce n'est qu'en admettant l'absence de ces dispositions, que nous pouvons rendre raison des inoculations qui n'ont aucun effet, et de ce grand nombre d'individus qui échappent à l'influence épidémique des maladies les plus contagieuses.

Quand on a bien observé tous les phénomènes que nous présente cette maladie, tels que ceux que nous venons de décrire, et qu'on y a réfléchi, n'est-on pas autorisé à croire que l'affection morbifique de la poitrine tire son origine de la conformation trop étroite de la partie supérieure de la cage du poumon, dans lequel, l'air qui devrait revivifier le sang, en lui apportant un nouvel oxigène, ne se renouvelle que très-difficilement, et dans lequel les fluides lymphatiques se détériorent au lieu de réparer les pertes journalières de ce viscère?

Si cette maladie ne provenait pas, comme nous le croyons, d'un *scorbut local*, qui a lieu par le défaut de renouvellement d'air assez fréquent dans la partie basse des lobes du poumon, et aussi par la privation d'une nouvelle et suffisante quantité d'air vital, serait-il possible que l'un des deux individus qui ont vécu aussi intimement que des époux, pût éviter cette maladie? D'un autre côté, les antiscorbutiques sagement administrés dès les premiers momens où cette maladie se fait craindre, seraient-ils d'une efficacité aussi manifeste que je l'ai souvent éprouvé?

Les contrastes que nous venons d'énoncer sont assez fréquens dans la société pour être connus de beaucoup de personnes; mais la généralité des hommes ne réfléchissant pas sur ce qu'elle voit, laisse aux médecins le soin de faire toutes ces observations; de tirer, par leurs méditations, les conséquences, et par leur expérience, les résultats les plus avantageux à l'espèce humaine : c'est pourquoi nous vous proposons de faire plus d'attention qu'on ne le fait ordinairement à la poitrine des enfans *pendant l'allaitement*. On ne s'en occupe que trop tard, la source du mal est établie alors, et les moyens d'y remédier deviennent difficiles à employer après les premières années de la vie : et comme on ne connaît encore aucun remède à cette maladie, quand elle est formée, nous vous proposons des moyens préservatifs.

PROCÉDÉS PROPHYLACTIQUES
DE
L'AFFECTION MORBIFIQUE DU POUMON.

Pour prémunir les enfans contre la pulmonie, il faut s'appliquer à faire *bomber* la poitrine : il ne faut donc pas qu'elle soit serrée, parce que toutes les parties renfermées dans cette cage sont excessivement tendres, et toutes celles qui la composent doivent rester très-mobiles; *il ne faut jamais coucher l'enfant sur le dos.*

Il est nécessaire de lui faire respirer, plusieurs fois le jour, un air nouveau, conséquemment on ne le tiendra pas enfermé; on donnera de l'air pendant le cours de la journée au local où il doit passer la nuit, et on le parfumera avec quelque aromate, lorsqu'on le pourra.

Il faut encore faire rire l'enfant le plus souvent possible, et le faire souffler dans quelque corps creux dès qu'il en aura la possibilité : par tous ces procédés on force la charpente de la poitrine à s'élever et à s'abaisser, ce qui étend la partie antérieure de cette cage lorsqu'elle n'est pas comprimée et que le ventre est soutenu.

Tous ces soins paraissent minutieux au vulgaire; mais nous espérons qu'ils seront appréciés par les gens instruits et par les mères affectueuses, auxquelles nous venons de prouver que le défaut de ces soins est le seul obstacle au bombement de la poitrine, tandis qu'il facilite celui du ventre, qui est très-préjudiciable à la santé.

Suivez donc l'indication de la nature, qui veut que l'enfant, dans le sein de sa mère, nage dans un fluide d'autant plus abondant, que cet individu est plus faible, afin de le mettre à l'abri de la compression non seulement des corps étrangers, mais des parois du viscère dans lequel il se développe.

Cette marche de la nature nous démontre que ses vues tendent à préserver les enfans de toutes compressions avant leur naissance, et nous prouve encore que malgré leur plus grande force, après cette naissance, ils doivent être *légèrement et largement vêtus*; car, encore une fois, la compression s'opposant à la libre circulation et à l'égale distribution des sucs nutritifs, produit les colonnes dorsales déjetées, conséquemment la mauvaise conformation corporelle; mais la compression sur la poitrine s'oppose également à l'accès d'un volume d'air capable de soulever cette charpente, et d'étendre le poumon.

Puisque parmi les Indiens, parmi les Créoles des îles méridionales, parmi les enfans élevés en pleine liberté et au grand air; enfin, puisque parmi les élèves de la saine nature, on ne rencontre pas la pulmonie comme *maladie primitive*, nous pouvons donc dire aux femmes de nos contrées dans lesquelles cette maladie est fréquente : *la pulmonie n'est point naturelle à l'homme, elle ne peut provenir que de la vicieuse manière de vêtir et de coucher vos enfans pendant les premières années de la vie.*

MILLOT.

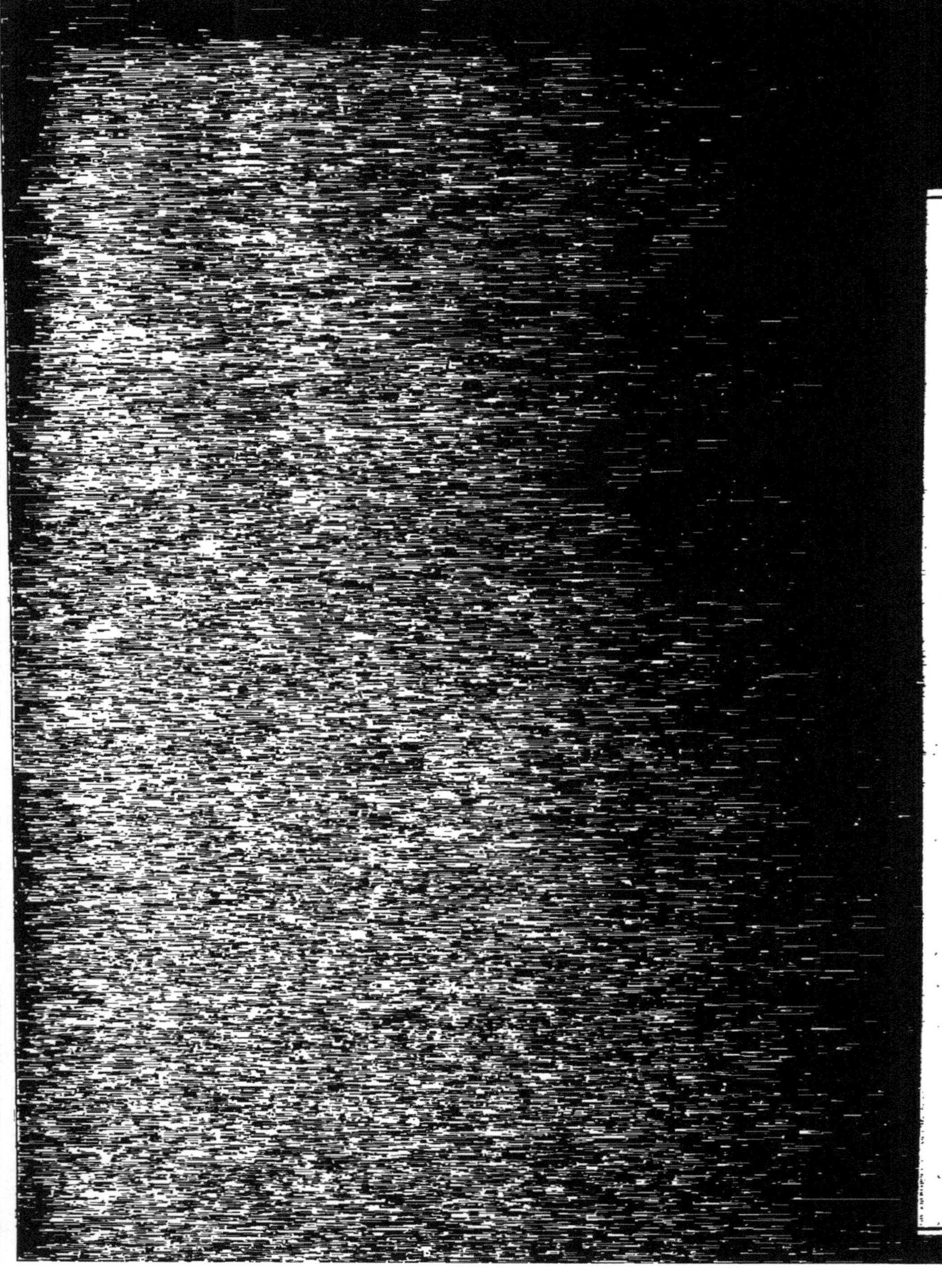

www.ingramcontent.com/pod-product-compliance
Ingram Content Group UK Ltd.
Pitfield, Milton Keynes, MK11 3LW, UK
UKHW020226200726
13856UKWH00004B/1632

9 782011 906946